DU

VISSAGE DES OS DU BASSIN

AVANT LA MACÉRATION

TECHNIQUE ET RÉSULTATS

PAR

Le Dr Jean BOURRUD

LYON

A. REY & Cⁱᵉ, IMPRIMEURS-ÉDITEURS DE L'UNIVERSITÉ

4, RUE GENTIL, 4

1904

DU

VISSAGE DES OS DU BASSIN

AVANT LA MACÉRATION

TECHNIQUE ET RÉSULTATS

DU

VISSAGE DES OS DU BASSIN

AVANT LA MACÉRATION

TECHNIQUE ET RÉSULTATS

PAR

Le Dr Jean BOURRUD

LYON

A. REY & Cie, IMPRIMEURS-ÉDITEURS DE L'UNIVERSITÉ

4, RUE GENTIL, 4

1904

AVANT-PROPOS

Ce travail nous a été inspiré par M. le professeur agrégé Fabre, accoucheur des hôpitaux de Lyon. C'est lui qui, le premier en France, conçut et exécuta le procédé que nous allons étudier. Qu'il pardonne à notre jeunesse et à notre inexpérience si nous n'avons pas donné au sujet toute l'ampleur, toute la précision scientifique désirable. Il a mis à notre disposition, et avec quelle obligeance, le laboratoire de la clinique. Au cours de notre tâche, il nous a soutenus de sa bienveillance, éclairés de ses conseils et de son expérience. Qu'il nous soit permis de joindre à nos remerciements l'expression de la plus vive gratitude.

M. le professeur Pollosson, chirurgien-major de l'Hôtel-Dieu nous a fait le grand honneur de bien vouloir présider notre thèse. Nous le prions d'accepter le témoignage de notre respectueuse reconnaissance.

Lyon, le 13 avril 1904.

VISSAGE DES OS DU BASSIN

AVANT LA MACÉRATION

TECHNIQUE ET RÉSULTATS

INTRODUCTION

Le montage ordinaire des os du bassin entraîne, dans leur écartement et dans les dimensions mêmes du bassin, des modifications considérables.

Et d'abord, voyons en quoi consiste ce procédé : le procédé ordinairement employé consiste à faire macérer le bassin frais dans un liquide quelconque, pendant un laps de temps variable. La macération a pour résultat de dépouiller complètement le bassin de ses parties molles : périoste, cartilage et fibro-cartilage interarticulaire, ligaments. Cette disparition des parties molles au cours de la macération explique l'écart parfois considérable, observé entre les mensurations du bassin frais et les mêmes mensurations sur bassin sec.

Gœnner signale ces différences et s'attache à les démontrer dans toute une série de mensurations comparées.

En 1899, appliquant la radiographie aux mensurations du bassin, M. le professeur agrégé Fabre constate combien est variable l'écartement des symphyses pubiennes.

Virchow insiste sur les modifications apportées par la macération aux diamètres du bassin et à l'écartement des symphyses.

On comprend facilement combien sont arbitraires les mensurations obtenues sur le bassin sec préparé et monté par le procédé ordinaire.

Des disques de liège ou de cuir remplacent les fibro-cartilages interarticulaires qu'a ramollis et entraînés la macération prolongée. Mais l'épaisseur de ces disques ne correspond en rien à l'épaisseur des cartilages qu'ils sont destinés à remplacer. Donne-t-on aux disques des dimensions équivalentes à une moyenne soigneusement calculée, mais on ne saurait, avec une moyenne, établir pour chaque bassin des mensurations précises. Un procédé arbitraire ne peut donner que des évaluations approximatives.

Le procédé que nous vous indiquons obvie à ces inconvénients.

Après quelques mots d'historique, nous vous exposerons brièvement le principe et la technique de la méthode. Ses résultats, ses rapports avec la symphyséotomie feront l'objet des chapitres suivants.

Précédant l'exposé de la méthode, il ne sera pas inutile de rappeler quelques brèves notions d'anatomie sur les diverses articulations du bassin.

CHAPITRE PREMIER

ANATOMIE DES ARTICULATIONS DU BASSIN

Bien étudiée et bien connue, dans son ensemble,
de la plupart des auteurs, cette question ne laisse pas
que de présenter, sur certains points, quelques obscu-
rités, particulièrement sur l'écartement des symphyses.
Les rares anatomistes qui aient abordé le sujet n'ont
fait que l'effleurer, et les renseignements qu'ils appor-
tent sont loin de concorder.

1° Articulations sacro-iliaques.
La symphyse sacro-iliaque est essentiellement cons-
tituée par deux surfaces articulaires : sacrum et os
iliaque, réunies par un fibro-cartilage et renforcées par
six ligaments d'union :
Le ligament interosseux ;
Le ligament postéro-supérieur ;
Le ligament postéro-inférieur ;
Le ligament antéro-supérieur ;
Le ligament antéro-inférieur ;
Le ligament ilio-lombaire.
Ces ligaments sont très résistants et inextensibles,
capables de résister à un effort considérable, en dehors
de tout processus pathologique.

C'est ainsi qu'au cours du vissage, ils maintiennent en contact intime le sacrum et les deux os iliaques et s'opposent à tout écartement.

D'après Sappey, le fibro-cartilage qui recouvre la facette articulaire du sacrum a une épaisseur variable de 1 à 1 mm. o5.

Le fibro-cartilage, sur la facette correspondante de l'os iliaque, mesure o mm. 4 à o mm. 6 d'épaisseur. Il ne dépasserait pas, suivant M. le professeur Testud, o mm. 5.

En outre des fibro-cartilages articulaires et des ligaments d'union, une capsule fibreuse complète l'article.

Pour Poirier, l'articulation sacro-iliaque appartient aux diarthroses, classe des arthrodies. Il y aurait entre les deux surfaces articulaires une sorte d'engrènement.

L'épaisseur du fibro-cartilage revêtant la facette iliaque est évaluée par Poirier à 1 millimètre environ, alors que sur la facette sacrée la couche de fibro-cartilage atteindrait 2 à 3 millimètres.

Ce fibro-cartilage forme sur les facettes articulaires un revêtement d'aspect granuleux avec prolongements villiformes

2° Epaisseur des disques intervertébraux et inclinaison de la colonne lombaire.

Cette question des disques intervertébraux a une importance plus grande qu'on pourrait le supposer à un examen superficiel. C'est qu'en effet, sur nombre de bassins le promontoire n'est pas constitué, comme normalement, par la saillie du sacrum, mais par le disque cartilagineux qui unit le sacrum à la dernière vertèbre lombaire : c'est là une notion d'importance capitale dans l'évaluation et la mensuration du diamètre promonto-pubien.

Sappey évalue l'épaisseur des disques intervertébraux, sur la colonne lombaire à 7 millimètres en avant et 6 millimètres en arrière.

Pour M. le professeur Testud, la dernière vertèbre lombaire et le sacrum sont séparés par un disque inter-articulaire d'une épaisseur moyenne de 9 millimètres, lequel disque est constitué par deux parties : une partie périphérique, fibro-cartilagineuse, et une partie centrale, plus molle, le noyau muqueux et gélatineux.

Comme hauteur de disque intervertébral sur les dernières vertèbres lombaires, Poirier donne 15, 18, 20 millimètres. Il considère l'articulation sacro-vertébrale comme une amphiarthrose ; les moyens d'union sont constitués par la partie inférieure des grands ligaments vertébraux communs antérieurs et postérieurs.

L'angle d'inclinaison du sacrum avec la colonne vertébrale atteint, d'après Charpy, 110 degrés chez l'homme, 107 chez la femme.

Quant à l'inclinaison de la colonne lombaire sur le plan du détroit supérieur, Prochownick l'évalue à 148 degrés. Elle augmenterait, d'après l'auteur, de 8 à 10 degrés sous l'influence de la grossesse.

3° Symphyse pubienne.

Parlant de l'articulation des pubis, Tenon se borne à dire qu'il en existe deux types dans l'espèce humaine :

1° Un type dont l'article est à un seul cartilage ;

2° Dans un second type, l'article est à deux cartilages.

Dans leur *Traité d'anatomie descriptive*, Beaunis et

Bouchard signalent l'existence d'un cartilage hyalin revêtant les surfaces articulaires, avec une épaisseur variant de 2 à 3 millimètres.

L'écartement des symphyses pubiennes est évalué à 8 millimètres en arrière et 2 en avant.

D'après Sappey, les deux pubis sont séparés par un ligament interosseux d'une épaisseur moyenne de 3 millimètres. Il est essentiellement constitué par une partie périphérique, dense et résistante, et une partie centrale molle, creusée en son milieu d'une cavité centrale irrégulière.

L'article est renforcé par une série de quatre ligaments environ :

Le ligament antérieur ;

Le ligament postérieur ;

Le ligament supérieur ;

Le ligament inférieur ou sous-pubien, dont le bord concave forme l'arcade pubienne.

Gegenbaur ne signale rien de particulier au niveau de la symphyse.

En opposition avec l'opinion de Vésale et Weitbrecht, considérant l'articulation bi-pubienne comme une symphyse parfaite, il est curieux de rapporter le fait suivant signalé par Cruveilhier et Sée.

« Je viens de voir chez une femme âgée de soixante-dix-neuf ans et qui avait eu dix-neuf enfants, une symphyse pubienne extrêmement mobile. Les deux facettes articulaires du pubis étaient contiguës, le ligament interosseux avait disparu, une capsule fibreuse de nouvelle formation, extrêmement épaisse, entourait en avant, en haut et en bas, les surfaces articulaires, en s'insérant à une certaine distance de ces surfaces, c'était une symphyse transformée en une arthrodie lâche ».

Trois éléments principaux constituent, d'après M. le professeur Testud, l'articulation des pubis :

1° Une couche de cartilage hyalin de 1 à 2 millimètres d'épaisseur, doublant chacune des deux facettes articulaires ;

2° Un ligament interosseux épais de 3 millimètres :

3° Une cavité centrale.

Le fibro-cartilage présentant, dans sa conformation intérieure, des variations individuelles fort étendues, la nature de l'articulation est aussi très variable.

Dans les cas où il n'existe aucune trace de cavité centrale, l'articulation est une amphiarthrose type.

L'apparition d'une cavité au centre du bloc fibro-cartilagineux marque un premier pas vers un degré de développement supérieur. L'articulation interpubienne n'est déjà plus une amphiarthrose, mais elle n'est pas encore une diarthrose, c'est une articulation intermédiaire, une diarthro-amphiarthrose.

Lorsque la cavité centrale s'étend de façon à occuper toute la hauteur et toute l'épaisseur du fibro-cartilage, lorsqu'elle vient prendre contact avec les ligaments périphériques et que ceux-ci se recouvrent à son niveau d'une couche endothéliale, véritable synoviale à l'état rudimentaire, la plupart des auteurs n'hésitent pas à employer le mot d'arthrodie pour désigner cette forme d'articulation interpubienne.

Je crois devoir ajouter, cependant, que ce type arthrodial, si je m'en rapporte à mes propres recherches, est relativement rare et ne présente probablement jamais l'ensemble des caractères morphologiques qui constituent les diarthroses parfaites. »

Telle n'est pas l'opinion de Poirier. Pour cet auteur, symphyse parfaite, arthrodie parfaite sont les deux types extrêmes parmi les multiples formes intermédiaires que peut revêtir l'articulation bipubienne.

Soit le type de l'arthrodie parfaite. Il nous présente à considérer :

1° Sur chaque facette articulaire, un cartilage d'encroûtement hyalin, à surface lisse et humide ;

2° Un fibro-cartilage interpubien, beaucoup plus épais en avant qu'en arrière, où il est seulement représenté par une mince lamelle, laquelle peut même ne pas exister ;

3° Limitée par le fibro-cartilage et les facettes articulaires, une cavité centrale à parois irrégulières.

Henle, Luschka, Sappey ont constaté que les parois de la cavité articulaire, souvent inégales et anfractueuses, présentent parfois des prolongements irréguliers résultant de la destruction partielle du fibro-cartilage.

La disparition progressive du cartilage hyalin et l'envahissement du fibro-cartilage constituent toute une série d'étapes successives vers l'acheminement du type symphysien. Les deux os sont réunis par un fibro-cartilage occupant toute l'épaisseur de l'interligne. La cavité articulaire n'est plus représentée que par une sorte de fente irrégulière, ou bien elle est remplie d'une matière jaunâtre, ou bien encore elle n'existe pas du tout.

On trouve en outre, comme moyen d'union, une gaine fibreuse renforcée par des ligaments.

Dans son *Précis d'obstétrique*, après avoir dit que les deux os pubis sont séparés par un bloc cartilagineux de chaque côté, fibro-cartilagineux au milieu, Ribemont-Dessaigne ajoute cette importante remarque que l'épaisseur en diminue avec l'âge.

Dans un article sur la symphyséotomie, Lop prétend même que chez certains vieillards, sans doute lorsque la symphyse prédisposée a été en outre mobilisée par des fatigues incessantes, des travaux rudes, des grossesses multiples, l'on peut trouver les pubis presque dépourvus de cartilage, frottant l'un sur l'autre comme dans l'arthrite sénile.

Sur la femme jeune, écrit Farabeuf, chaque pubis est revêtu de 2 millimètres de cartilage hyalin, revêtu lui-même de cartilage fibroïde, qui est creusé d'une cavité. A ce moment, les pubis se regardent directement par deux surfaces accidentées, distantes de 5 millimètres environ, qui correspondent à la cavité, mais qui, en haut, en avant et en dessous, divergent, ouvrant un fossé de 15 millimètres où il est facile de pénétrer. L'auteur signale l'étroitesse et la profondeur possibles du fond de ce fossé.

4° Ossification des symphyses.

Nous ne ferons ici qu'effleurer la question. nous réservant d'y revenir et d'y insister lors de l'étude des rapports de notre procédé avec la symphyséotomie.

Nous nous bornerons à relater l'opinion de Poirier qui résume toute la question : « J'ai lu, non sans étonnement, dans nombre d'observations de symphyséotomies, que l'opérateur avait été arrêté par l'ossification de la symphyse. Je pense, avec Herrgott et d'autres, que cette ossification est très rare. Je ne l'ai jamais rencontrée bien que j'aie examiné un grand nombre de bassins. Il n'en va pas de même pour l'articulation sacro-iliaque. Sur 10 bassins de la collection que j'ai rassemblée à l'Ecole pratique, les articulations sacro-iliaques sont ankylosées par ossification des ligaments antérieur et inférieur. Sur ces mêmes bassins, les pubis sont écartés de 2 à 4 millimètres par disparition du fibro-cartilage qui les réunissait. »

Tarnier et Budin aboutissent à la même conclusion :

« L'ossification de la symphyse peut résulter de la disjonction traumatique des symphyses au cours et à l'occasion de l'accouchement ; elle relève alors d'un processus pathologique. »

Et ceci nous amène tout naturellement à rechercher et à étudier quelles modifications la grossesse ou l'accouchement sont susceptibles d'apporter à l'état et à la structure des symphyses pelviennes.

5° Modifications des symphyses pelviennes sous l'influence de la grossesse et de l'accouchement.

Poirier admet que, dès les derniers mois de la grossesse, il y a un relâchement de toutes les symphyses.

Les médecins de l'antiquité connaissaient le relâchement de l'articulation bipubienne que l'on observe chez la femme dans les derniers mois de la grossesse et après l'accouchement. Hippocrate, Avicenne, Aetius en parlent.

Dans des temps plus rapprochés, Pineau, Morgagni, Paré, Riolan, Santorini, Spiegel, Auvernay, Harvey ont constaté ce relâchement et en ont donné le mécanisme.

Cependant, Vésale, Colombus, Ménard, Voigt, Mauriceau ont nié l'écartement et même le relâchement des pubis au moment de l'accouchement.

Comme intermédiaire à ces deux opinions extrêmes, il est bon de noter l'opinion de Farabeuf : « Il est important de noter qu'il ne se produit pas du côté de la symphyse, du fait de la grossesse, des modifications considérables. Aeby a montré que, sur la majorité, on ne pouvait anatomiquement rien trouver de changé. »

Une idée se dégage de ces courtes notions anatomiques et physiologiques sur les symphyses pelviennes, c'est la contradiction, c'est le désaccord des auteurs sur ce que sont ces symphyses, sur les modifications qu'elles peuvent subir du fait de l'âge ou de la grossesse, sur l'écartement qui sépare les surfaces articulaires, sur l'épaisseur des parties molles qui comblent l'espace interarticulaire.

Nous avons, d'un coup d'œil, mesuré l'étendue des innombrables modalités anatomiques que peut revêtir telle ou telle symphyse, et nous avons compris par cela même l'arbitraire de chiffres moyens correspondant à des dimensions moyennes. Sur une série de cent bassins pris au hasard, la moyenne calculée correspondra à une dizaine de bassins de la série, tous les autres s'en éloigneront à des degrés divers, et cette moyenne se trouve ne représenter que huit ou dix bassins sur cent.

La méthode, dont nous allons aborder l'historique et la technique, nous met à l'abri de toute erreur et de tout écart ; c'est la suppression de l'arbitraire dans la préparation et la mensuration des bassins secs.

CHAPITRE II

HISTORIQUE ET TECHNIQUE

Ne rappelons que pour mémoire l'ancien procédé, nous pourrions presque dire : le procédé primitif, remplissage, après macération, des espaces interarticulaires au moyen de disques de cuir ou de liège d'épaisseur quelconque.

Dans un opuscule intitulé : *Contributions cliniques à l'étude de l'obstétrique et de la gynécologie* et paru à Saint-Pétersbourg en 1883, Balandin rapporte qu'il a pu recueillir un grand nombre de bassins et leur a fait subir la préparation suivante : « Après les avoir débarrassés du périoste, il coulait les os dans du plâtre et les retirait au bout de trois mois. Après cette première préparation, les bassins étant complètement desséchés, il les enduisait de laque et pouvait ainsi les conserver indéfiniment ».

Mais les parties molles interarticulaires ainsi desséchées diminuent d'épaisseur, se rétractent, se recroquevillent en quelque sorte, diminuant d'autant l'écartement des symphyses et faussant par là même toutes les autres mensurations.

C'est là, il faut l'avouer, une objection plutôt théorique. En pratique, le coulage des os du bassin dans du plâtre pendant une durée de trois mois ne devait pas permettre une rétraction bien considérable des fibro-cartilages et une diminution appréciable dans l'écarte-ment des symphyses pelviennes.

En juin 1901, à une séance de la Société d'obstétri-que et de gynécologie de Berlin, Virchow présente plusieurs bassins préparés de la façon suivante :

Avant macération, on pratique avec une percerette quatre paires de trous, deux en avant, deux en arrière, de telle sorte qu'après macération, les os restent exac-tement à la même distance les uns des autres, on rem-plissait alors de papier mâché les interstices articulai-res (symphyse pubienne et articulations sacro-iliaques). De cette façon, les bassins secs conservaient leurs jus-tes dimensions. Le rapporteur emploie ce procédé de-puis plusieurs années déjà.

Si succinctement qu'il soit exposé, et nous n'avons pu à ce sujet obtenir de plus amples détails, le procédé de Virchow présente de grandes analogies avec celui qui fait l'objet de notre étude.

C'est un an plus tard, en effet, en juillet 1902, que M. le professeur agrégé Fabre imaginait et appliquait un nouveau procédé de préparation des bassins secs, ignorant complètement alors les travaux du professeur allemand.

C'est ici le moment d'exposer le principe de la mé-thode sa technique, les critiques qu'elle a suscitées et les avantages qu'elle présente.

Le principe en est des plus simples: obtenir, par un vissage solide avant macération, que cette macéra-tion ne fasse varier en quoi que ce soit la situation respective des os du bassin, leur inclinaison, leur écartement.

Quant à la technique, la voici, réduite à ses temps essentiels.

Un bassin frais est mis à macérer durant un laps de temps variable, de trois semaines à deux mois. De multiples facteurs influent sur la durée de la macération. Qu'il nous suffise d'indiquer : l'état des parties molles, l'âge du squelette, la température du bain, la composition du liquide de macération, la stagnation enfin ou la libre circulation du liquide. On a soin, avant de plonger le bassin frais dans la cuve à macération, de le visser soigneusement. On pratique au foret deux trous superposés au niveau de la partie postérieure de l'os iliaque ; on traverse l'épaisseur du sacrum pour ressortir en deux points symétriques de l'os iliaque du côté opposé.

Les deux dernières vertèbres lombaires sont également percées en deux points symétriques, à 1 centimètre environ de leurs bords, de telle façon que la tige du foret pénètre la partie antérieure de l'articulation sacro-vertébrale, pour aller ressortir au tiers supérieur de la face antérieure du sacrum. A 1 centimètre environ de la symphyse pubienne, à droite ou à gauche, et perpendiculairement aux surfaces articulaires en deux points superposés, la tige du foret est enfoncée de façon à apparaître en des points symétriques par rapport à la symphyse et aux bords des pubis.

Le forage terminé, on visse lentement, en suivant chacun des trajets ainsi tracés, une tige de cuivre filetée d'un diamètre supérieur à celui du foret. Une vis de diamètre égal glisserait à frottement doux et ne saurait faire des différentes pièces du bassin un tout solide et compact.

Il faut spécialement éviter de forer ou visser trop près du bord de l'os, sans quoi l'os risque d'éclater, le fragment perforé se détache, l'opération est à recommencer dans de moins bonnes conditions.

De multiples objections ont accueilli la méthode. Nous pouvons les ranger sous deux chefs : d'une part, des objections que nous pourrions qualifier de personnelles, et, de l'autre, les critiques formulées par M. Commandeur.

Et tout d'abord, ne peut-on craindre qué sous l'effort nécessité par le vissage, les symphyses sacro-iliaques ne subissent un certain degré d'écartement.

Nous répondrons à cette objection par trois arguments : l'un est basé sur une constatation anatomique, les deux autres sont d'ordre expérimental.

1° Les ligaments périphériques unissant et maintenant les surfaces articulaires sont suffisamment puissants et résistants pour résister à une traction qui n'est pas exagérée.

2° Si, en commençant le vissage à droite ou à gauche les dimensions du bassin restent les mêmes, c'est que l'écartement est nul, et l'expérience, sur ce point, a confirmé pleinement nos prévisions.

3° Nous avons fait, en outre, sur deux bassins de la collection, l'expérience suivante :

Un bassin à l'état frais est congelé, puis mesuré aussi exactement que possible dans ses principaux diamètres.

Le vissage sur bassin congelé ne saurait produire

d'écartement des symphyses. Le bassin ainsi vissé sous congélation est ensuite plongé dans la cuve à macérer, puis retiré au bout d'un temps suffisant. Comparons alors les trois séries de mensurations obtenues avant congélation, après congélation, après vissage ; elles concordent merveilleusement.

Les mêmes arguments peuvent servir de réponse aux critiques formulées par M. Commandeur, qui reproche au procédé d'amener un certain degré d'écartement des symphyses provoqué par la force déployée au cours du forage et du vissage. Et pour justifier sa critique, il s'appuie sur l'expérience suivante : prenez deux planches, superposez-les exactement, maintenez-les en contact intime en liant très solidement par deux ficelles les deux bouts qui se correspondent ; tenez le système d'une main pendant que, de l'autre, vous le vissez lentement ; sectionnez alors les ficelles et vous constaterez que les planches ont subi, du fait même du vissage, un certain degré d'écartement, tant à leurs extrémités qu'au point de pénétration des vis.

Valable seulement dans les circonstances toutes spéciales où se produit l'expérience ci-dessus, l'objection ne l'est plus si, pendant toute la durée du forage et du vissage, le système repose en entier sur un plan fixe et résistant qui constitue un point d'appui Nous maintenons nos bassins solidement fixés entre les mors d'un étau et, alors seulement, nous les vissons.

Nous vous exposons d'ailleurs, au cours du chapitre suivant, les mensurations comparées obtenues sur une double série de bassins préparés ordinaires et de bassins vissés.

CHAPITRE III

RÉSULTATS

Le meilleur moyen de juger deux méthodes rivales est de comparer entre eux les résultats obtenus par leur application respective. Dans chacun des cas observés, les dimensions relevées sur le bassin frais, c'est-à-dire sur le cadavre, nous serviront de critérium infaillible.

Les principaux diamètres du détroit supérieur, l'inclinaison de la colonne lombaire par rapport au plan de ce même détroit, l'angle de la colonne avec le sacrum, l'épaisseur des disques cartilagineux séparant la quatrième et la cinquième vertèbre lombaires d'une part, la cinquième lombaire et le sacrum de l'autre, le rayon de l'arc antérieur du détroit supérieur feront successivement l'objet de notre étude.

Nous omettons volontairement dans ce chapitre l'écartement des pubis, nous réservant au chapitre suivant de le développer plus longuement dans ses rapports avec la symphyséotomie.

Nous vous soumettons ci-dessous une double série de mensurations comparées, relevées sur onze bassins frais et sur les mêmes bassins après préparation par le procédé ordinaire :

Nº 4. *Préparé ordinaire. Bassin normal.*

	Sur le cadavre — centimètres	Sur bassin sec — centimètres	Différence — millimètres
P. P.	9,8	10,2	+ 4
O. G.	12,9	12,9	=
O. D.	12,6	12,6	=
T. M.	15	14,8	— 2
S. C. G.	9	8,7	— 3
S. C. D.	9,6	8,9	— 8

Nº 5. *Préparé ordinaire. Bassin normal.*

	Sur le cadavre — centimètres	Sur bassin sec — centimètres	Différence — millimètres
P. P.	11	11,4	+ 4
O. G.	13,1	13,1	=
O. D.	13,3	13,2	— 1
T. M.	14,2	13,8	— 4
S. C. G.	9,7	9,4	— 3
S. C. D.	10	9,8	— 2

Nº 12. *Préparé ordinaire. Bassin aplati.*

	Sur le cadavre — centimètres	Sur bassin sec — centimètres	Différence — millimètres
P. P.	10	9,4	— 6
O. G.	12,7	12,6	= 1
O. D.	12,3	12,5	+ 2
T. M.	14	13,7	— 3
S. C. G.	8,7	8,7	=
S. C. D.	8,7	8,7	=

N° 14. *Préparé ordinaire. Bassin normal.*

	Sur le cadavre	Sur bassin sec	Différence
	centimètres	centimètres	millimètres
P. P.	12,1	11,9	— 2
O. G.	14,6	14,3	— 3
O. D.	13,8	13,6	— 2
T. M.	14,5	14,1	— 4
S. C. G.	11,1	10	— 11
S. C. D.	10,9	9,5	— 14

N. 15. *Préparé ordinaire. Bassin normal.*

	Sur le cadavre	Sur bassin sec	Différence
	centimètres	centimètr. s	millimètres
P. P.	9,5	9,6	+ 1
O. G.	12,5	12,8	+ 3
O. D.	12,1	12,2	+ 1
T. M.	14,4	14,2	— 2
S. C. G.	9,9	9,9	=
S. C. D.	8,8	8,8	=

N° 16. *Préparé ordinaire. Bassin transversalement rétréci.*

	Sur le cadavre	Sur bassin sec	Différence
	centimètres	centimètres	millimètres
P. P.	10,85	11,3	+ 4,5
O. G.	12,05	12,2	+ 1,5
O. D.	11,5	11,7	+ 2
T. M.	13	12,6	— 4
S. C. G.	9,4	9	— 4
S. C. D.	9,4	9	— 4

Nᵒ 21. *Préparé ordinaire. Bassin normal.*

	Sur le cadavre	Sur bassin sec	Différence
	centimètres	centimètres	millimètres
P. P.	11,1	11,1	=
O. G.	13,2	12,7	— 5
O. D.	12,5	12,3	— 2
T. M.	14,2	13,9	— 3
S. C. G.	10,3	9,7	— 6
S. C. D.	9,4	8,4	— 10

Nᵒ 23. *Préparé ordinaire. Bassin normal,*

	Sur le cadavre	Sur bassin sec	Différence
	centimètres	centimètres	millimètres
P. P.	11,3	11,3	=
O. G.	13,4	13,6	+ 2
O. D.	12,9	13,2	+ 3
T. M.	14,5	14,1	— 4
S. C. G.	10,2	10,2	=
S. C. D.	9,2	9,2	—

Nᵒ 26. *Préparé ordinaire. Bassin normal.*

	Sur le cadavre	Sur bassin sec	Différence
	centimètres	centimètres	millimètres
P. P.	10,9	10,9	=
O. G.	12,5	12,2	— 3
O. D.	11,6	11,4	— 2
T. M.	12,3	12,3	=
S. C. G.	9,3	9,2	— 1
S. C. D.	9	8,8	— 2

N° 28. Préparé ordinaire. Bassin normal.

	Sur le cadavre	Sur bassin sec	Différence
	centimètres	centimètres	millimètres
P. P.	12	11,8	— 2
O. G.	14	13,9	— 1
O. D.	13,7	13,7	=
T. M.	15,4	15	— 4
S. C. G.	10,6	10,6	=
S. C. D.	10,6	10,6	=

N° 29. Préparé ordinaire. Bassin normal.

	Sur le cadavre	Sur bassin sec	Différence
	centimètres	centimètres	millimètres
P. P.	9,6	9,8	+ 2
O. G.	12,2	12	— 2
O. D.	12,6	12,4	— 2
T. M.	14,1	13,7	— 4
S. C. G.	9,2	8,6	— 6
S. C. D.	9,2	9,1	— 1

Si, pour chacun des différents diamètres, nous additionnons la série des chiffres ainsi obtenus sur bassin frais et sur bassin sec, nous obtiendrons ainsi une double série de moyennes comparées, relevées dans le tableau ci-dessous :

	1° Sur le cadavre	2° Sur le bassin sec	Différence
	centimètres	centimètres	millimètres
P. P.	10,74	10,79	+ 0,5
O. D.	12,62	12,61	— 0,1
O. G.	13,05	12,93	— 1,2
T. M.	14,14	13,83	— 3,1
S. C. G.	9,76	9,32	— 4,4
S. C. D.	9,52	9,09	— 4,3

D'une façon générale, les différents diamètres du bassin sont plus petits sur le bassin sec que sur le cadavre.

Dans une étude de bassins de femmes dans la région de Bâle, Goenner, évaluant les modifications apportées par la macération aux principaux diamètres du bassin, n'aboutit pas à des conclusions absolument identiques.

« J'ai enfin établi combien grandes étaient les différences entre les mensurations d'un bassin sur le cadavre et celles du même bassin après macération, à seule fin d'acquérir nn point d'appui dans l'évaluation de l'ampleur des bassins qu'on trouve en collections. »

Et plus loin : « Au détroit supérieur : Le diamètre conjugué vrai (c'est-à-dire le diamètre utile), dans 8 cas, était plus grand sur le squelette que sur le cadavre, avec une différence moyenne de 5 millimètres, dans 2 cas plus petit qur sur le cadavre de 1 centimètre en moyenne. Le diamètre transverse s'est trouvé dans 8 bassins plus grand sur le squelette que sur le cadavre, de 6 millimètres en moyenne. Le même diamètre, sur 2 bassins, a été trouvé plus petit sur le squelette que sur le cadavre, avec une différence, en moins, de $0^{cm}75$ en moyenne.

»Le diamètre oblique, dans 7 cas, était, sur le squelette, plus grand que sur le cadavre de 8 millimètres en moyenne.

» Dans 1 cas, les dimensions, pour le même diamètre, étaient égales sur le squelette et sur le cadavre.

» Sur 2 bassins, ce diamètre s'est montré plus petit sur le squelette que sur le cadavre, avec une différence moyenne de $0^{cm}75$.

» Ainsi, d'ordinaire, les mensurations obtenues sur le grand bassin sont plus faibles sur le squelette que sur le cadavre, plus grandes au contraire pour le petit bassin. D'après nos mensurations, la différence, en ce qui concerne le grand bassin, n'est pas aussi forte qu'on la trouve indiquée dans les traités. Quant au petit bassin, je ne connais, jusqu'ici, aucune mensuration comparée de ce genre. Si les dimensions sont plus fortes sur le squelette, cela s'explique par la disparition des parties molles qui remplissent certains points du bassin. »

Les 10 séries de mensurations comparées que nous allons faire passer sous vos yeux appartiennent, les 5 premières, à une catégorie de bassins vissés à droite, les 5 dernières à des bassins vissés à gauche. Enfin, nous ajoutons, hors série, 2 bassins de femmes mesurés avant congélation, après congélation, après vissage et macération.

N° 2. Vissé à droite. Bassin aplati.

	Sur le cadavre	Sur bassin sec	Différence
	centimètres	centimètres	millimètres
P. P.	9,6	9,7	+ 1
O. G.	12,9	12,9	=
O. D.	13	13	=
T. M.	14,9	14,9	=
T. m.	14,4	14,4	=
S. C. G.	9,1	9,1	=
S. C. D.	9,3	9,3	=

N° 30. Vissé à droite. Bassin transversalement rétréci.

	Sur le cadavre	Sur bassin sec	Différence
	centimètres	centimètres	millimètres
P. P.	10,7	10,7	=
O. G.	11,6	11,7	+ 1
O. D.	11,2	11,3	+ 1
T. M.	12,1	12,1	=
T m.	11,7	11,7	=
S. C. G.	8,4	8,4	=
S. C. D.	7,7	8	+ 3

N° 3. Vissé à droite. Bassin aplati.

	Sur le cadavre	Sur bassin sec	Différence
	centimètres	centimètres	millimètres
P. P.	11,1	11,4	+ 3
(Le cartilage fait partie du promontoire).			
O. G.	13,5	13,6	+ 1
O. D.	12,7	12,7	=
T. M.	14,6	14,7	+ 1
T. m.	13,7	13,7	=
S. C. G.	10,3	10,3	=
S. C. D.	9,3	9,3	=

N° 27². Vissé à droite. Bassin aplati et très altéré.

	Sur le cadavre	Sur bassin sec	Différence
	centimètres	centimètres	millimètres
P. P.	10	10,4	+ 4
		(Le cartilage devait faire la saillie du promontoire.)	
O. G.	13,6	13,6	=
O. D.	13,4	13,4	=
T. M.	13,8	13,8	=
T. m.	13	13	=
S. C. G.	9	9	=
S. C. D.	8,9	8,9	=

N° 00. Vissé à droite. Bassin aplati et généralement rétréci.

	Sur le cadavre centimètres	Sur bassin sec centimètres	Différence millimètres
P. P.	9,8	9,2	— 6
O. G.	12,2	12,2	=
O. D.	11,8	11,8	=
T. M.	13	13,3	+ 3
T. m.	11,7	12,1	+ 4
S. C. G.	8	8	=
S. C. D.	7,1	7	=

N° 5. Vissé à gauche. Bassin généralement rétréci.
Sacrum plat.

	Sur le cadavre centimètres	Sur bassin sec centimètres	Différence millimètres
P. P.	10,6	10,7	+ 1
O. G.	11,8	11,8	=
O. D.	12	12,2	+ 2
T. M.	12,7	12,7	=
T. m.	11,9	11,9	=
S. C. G.	9,3	9,2	— 1
S. C. D.	9,1	9,1	=

N° 7. Vissé à gauche. Bassin aplati (les vis tiennent mal).

	Sur le cadavre centimètres	Sur bassin sec centimètres	Différence millimètres
P. P.	9,2	9,5	+ 3
O. G	12,6	13	+ 4
O. D.	12,5	12,6	+ 1
T. M.	13,7	14	+ 3
T. m.	12,2	12,3	+ 1
S. C. G.	9	9	=
S. C. D.	8,5	8,4	— 1

N° 9. *Vissé à gauche. Bassin aplati.*

	Sur le cadavre centimètres	Sur bassin sec centimètres	Différence millimètres
P. P.	9,8	9,8	=
O. G.	12,3	12,3	=
O. D.	12,9	12,9	=
T. M.	14,7	14,7	=
T. m.	13,8	13,8	=
S. C. G.	9	9	=
S. C. D.	8,8	8,8	=

N° 22. *Vissé à gauche. Bassin asymétrique et légèrement aplati.*

	Sur le cadavre centimètres	Sur bassin sec centimètres	Différence millimètres
P. P.	10,1	10,1	=
O. G.	13,1	13	— 1
O. D.	12,7	12,7	=
T. M.	13,6	13,6	=
S. C. G.	9,4	9,3	— 1
S. C. D.	9	8,3	— 7
T. m.	12,9	12,8	— 1

N° 23². *Vissé à gauche. Bassin généralement rétréci.*

	Sur le cadavre centimètres	Sur bassin sec centimètres	Différence millimètres
P. P.	9,6	9,8	+ 2
O. G.	12	11,8	— 2
O. D.	11,5	11,4	— 1
T. M.	12	12	=
T. m.	10,9	10,9	=
S. C. G.	8,3	8,1	— 2
S. C. D.	8	8	=

Bassin congelé, n° 1.

	Avant congélation	Après congélation	Après vissage et macération	Différence
	centimètres	centimètres	centimètres	millimètres
P. P.	11,6	11,7	11,7	=
O. G.	12,9	12,9	12,8	— 1
O. D.	12,6	12,6	12,6	=
T. M.	13,6	13,7	13,7	=
T. m.	13,4	13,4	13,4	=

Bassin congelé n° 2. Bassin de vieille femme.

	Immédiatement après congélation	Après vissage et macération	Différence
	centimètres	centimètres	millimètres
P. P.	11,2	11,2	=
O. G.	13,7	13,6	— 1
O. D.	13,9	13,9	=
T. M.	14,1	14,2	+ 1
T. m.	13,6	13,6	=

Si, reprenant chacun des principaux diamètres au
détroit supérieur, nous calculons à quelle moyenne il
correspond dans la série des bassins montés et dans la
collection des bassins vissés, nous obtenons le tableau
comparatif suivant :

	Bassins montés (procédé ordinaire)	Bassins vissés
	centimètres	centimètres
P. P.	10,79	10,35
O. G.	12,93	12,77
O. D.	12,61	12,54
T. M.	13,83	13,64
S. C. G.	9,32	8,94
S. C. D.	9,09	8,52

Pour un même diamètre, la moyenne de mensuration est plus faible sur les bassins vissés que sur les bassins montés. Ce résultat peut paraître surprenant au premier abord. Il s'explique tout naturellement si on réfléchit que les bassins préparés ordinaires de nos séries sont tous ou presque tous des bassins normaux, alors que notre collection de bassins vissés est presque en entier composée de bassins aplatis ou rétrécis dans tous leurs diamètres.

Si on fait le calcul de la moyenne, non plus cette fois pour les dimensions de chaque diamètre, mais pour les modifications qu'il subit, du fait du montage ou du vissage, on obtient un tableau comparatif résumé très intéressant et très instructif :

	Écart moyen dans les bass. montés	Dans les bassins vissés	Différence
	millimètres	millimètres	millimètres
P. P.	2,3	1,6	0,7
O. G.	1,9	0,9	1
O. D.	1,5	0,4	1,1
T. M.	3	0,6	2,4
S. C. G	3	0,4	2,6
S. C. D.	3,7	1,1	2,6

C'est ainsi que, pour le diamètre transverse maximum, l'écart moyen, de 3 millimètres pour les bassins montés, tombe à 6 dixièmes de millimètre dans la série des bassins vissés.

Le promonto-pubien est presque le seul à ne pas bénéficier, du moins dans une forte proportion, de la baisse dans la moyenne de l'écart entre les mensurations sur bassins frais et sur bassins secs. C'est qu'en

effet, il est de mensuration difficile, l'une des extrémités
du diamètre, la saillie du promontoire, étant constituée
tantôt par un éperon du sacrum, tantôt, au contraire,
par le cartilage qui réunit la cinquième vertèbre lombaire au sacrum. Cette absence d'un point de repère
fixe et déterminé suffit à expliquer la difficulté et la
variation possible des mensurations.

Ce qu'il faut surtout retenir de cette longue et fasti-
dieuse énumération de chiffres, c'est que la différence
entre les mensurations prises sur bassins frais et les
mêmes mensurations sur bassins secs, d'une moyenne
de 3 à 4 millimètres sur les bassins montés, atteignant
parfois 12 à 14 millimètres, devient si minime avec le
procédé du vissage qu'il est permis pratiquement de
n'en tenir aucun compte. C'est là, uous ne saurions
trop y insister, le résultat et le mérite de la méthode.

Elle permet, par là même, des mensurations précises
de dimensions non modifiées. Les moyennes ainsi calculées reposent sur des chiffres précis et justes :

Angle formé par le sacrum et la colonne lombaire.

N° 9.   Bassin aplati, vissé à gauche . . . . 140°
N° 22. Bassin aplati et asymétrique, vissé à gauche . . 134°
N° oo. Bassin aplati et généralement rétréci, vissé à
        droite . . . . 130°
N° 23². Bassin généralement rétréci, vissé à gauche . . 130°
N° 2.   Bassin aplati, vissé à droite . . . . 127°
N° 3.   Bassin aplati, vissé à droite . . . . 126°
N° 5.   Bassin généralement rétréci, vissé à gauche . . 126°
N° 27². Bassin aplati, vissé à droite . . . . 121°
N° 30. Bassin transversalement rétréci, vissé à droite. 120°
N° 7.   Bassin aplati, vissé à gauche . . . . 116°

*Inclinaison de la colonne lombaire par rapport
au plan du détroit supérieur.*

N° 3o.	Bassin transversalement rétréci, vissé à droite.	136°
N° 3.	Bassin aplati, vissé à droite	126°
N° 9.	Bassin aplati, vissé à gauche	124°
N° 5.	Bassin rétréci avec sacrum plat, vissé à gauche.	122°
N° 2.	Bassin aplati, vissé à droite	118°
N° 7.	Bassin aplati, vissé à gauche	117°
N° 23².	Bassin généralement rétréci, vissé à gauche . .	115°
N° oo.	Bassin aplati et généralement rétréci, vissé à droite	115°
N° 22².	Bassin aplati et asymétrique, vissé à gauche , .	112°
N° 27².	Bassin aplati et très altéré, vissé à droite . . .	60°

*Epaisseur du disque fibro-cartilagineux
séparant les quatrième et cinquième vertèbres lombaires.*

Millimètres

	N° 7.	Bassin aplati, vissé à gauche . . .	18
	N° 5.	Bassin généralement rétréci, vissé à gauche	15
Congelé	N° 2.	Bassin de vieille femme.	14
	N° 22.	Bassin aplati et asymétrique, vissé à gauche	13
	N° ooo.	Bassin normal	13
	N° o.	Bassin aplati et généralement rétréci	12
	N° 2.	Bassin aplati, vissé à droite. . . .	11
	N° 23².	Bassin généralement rétréci, vissé à gauche	10
	N° 9.	Bassin aplati, vissé à gauche. . .	10
	N° 3.	Bassin aplati, vissé à droite . . .	10
	N° 3o.	Bassin transversalement rétréci, vissé à droite	10
	N° oo.	Bassin aplati et généralement rétréci, vissé à droite.	8

*Epaisseur du disque fibro-cartilagineux
séparant la cinquième vertèbre lombaire et le sacrum*

Millimètres

N°	23². Bassin généralement rétréci, vissé à gauche	19
N°	5. Bassin généralement rétréci, vissé à gauche	18
N°	7. Bassin aplati, vissé à gauche . . .	17
N° ooo.	Bassin normal.	16
N°	3. Bassin aplati, vissé à droite . . .	15
N°	22. Bassin aplati et asymétrique, vissé à gauche	15
Congelé N°	2. Bassin de vieille femme.	13
N° oo.	Bassin aplati et généralement rétréci vissé à droite	12
N°	9. Bassin aplati, vissé à gauche . , .	12
N°	3o. Bassin transversalement rétréci, vissé à droite	12
N°	2. Bassin aplati, vissé à droite . . .	11
Congelé N°	1. Bassin normal.	10
N°	o. Bassin aplati et généralement rétréci	9

Rayon de l'arc antérieur du détroit supérieur.

N° 2. Bassin aplati, vissé à droite. . . . . . 7 cm. 2
    Avec une discordance de 5 millimètres à gauche.
      —   —   2   —   à droite.

N° 9. Bassin aplati, vissé à gauche . . . . 7 cm. 1
    Avec une discordance de 2 millimèt. 5 à gauche.
      —   —   2   —   5 à droite.

N° 3. Bassin aplati, vissé à droite . . . . . 6 cm. 7
    Avec une discordance de 4 millimètres à gauche.
      —   —   3   —   à droite.

No 7. Bassin aplati, vissé à gauche . . . . 6 cm. 3
    Avec une discordance de 1 millimètre à gauche.
       —   —   0   —   à droite.

N° 22. Bassin aplati et asymétrique, vissé à gauche. 6 cm. 2
    Avec une discordance de 2 millimètres à gauche.
       —   —   3   —   à droite.

N° 27². Bassin aplati, vissé à droite . . . . 6 cm. 2
    Avec une discordance de 2 millimètres à gauche.
       —   —   3   —   à droite.

N° ooo. Bassin normal . . . . 6 cm. 2
    Avec une discordance de 2 millimètres à gauche.
       —   —   5   —   à droite.

N° o. Bassin aplati et généralement rétréci. . 6 cm. 2
    Avec une discordance de 1 millim. 5 à gauche.
       —   —   3   —   5 à droite.

N° oo. Bassin aplati et généralement rétréci, vissé
                  à droite. 5. cm. 95
    Avec une discordance de 4 millimètres à gauche.
       —   —   4   —   à droite.

N° 5. Bassin rétréci. Vissé à gauche. . . . 5 cm. 9
    Avec une discordance de 3 millimètres à gauche.
       —   —   1 millim. 5   à droite.

N° 3o. Bassin transversalement rétréci. Vissé à droite. 5 cm. 65
    Avec une discordance de 5 millim. 5 à gauche.
       —   —   6 millimètres à droite.

N° 28. Bassin généralement rétréci. Vissé à gauche. 5 cm 5
    Avec une discordance de 6 millimètres à gauche.
       —   —   1   —   à droite.

La récapitulation des cinq derniers tableaux permet d'établir les moyennes suivantes :

L'angle formé par le sacrum et la colonne lombaire correspond à une moyenne de 127 degrés.

L'inclinaison de la colonne lombaire sur le plan du détroit supérieur est représentée par une moyenne de

120 degrés. Il est bon de faire remarquer, à ce propos, que le bassin n° 27², dont le degré d'inclinaison par rapport à la colonne ne dépasse pas 60 degrés, n'entre pas dans le calcul de cette moyenne, il s'agit d'un bassin très altéré qui ne saurait contribuer à l'établissement d'une moyenne sans en fausser le résultat.

L'épaisseur moyenne des cartilages intervertébraux, calculée de la même façon, est de 14 millimètres entre la 5e vertèbre lombaire et le sacrum, de 11 millimètres seulement entre les 5e et 4e vertèbres lombaires.

La courbure de l'arc antérieur du détroit supérieur correspond à un rayon de 6 cm. 26 en moyenne.

CHAPITRE IV

LA MÉTHODE DU VISSAGE ET L'ÉCARTEMENT
DES SYMPHYSES PUBIENNES
SES RAPPORTS AVEC LA SYMPHYSÉOTOMIE

La nouvelle méthode a permis d'acquérir sur le degré
d'écartement des symphyses pubiennes des notions
nettes et précises. Il s'agit, direz-vous, d'un détail anatomique d'importance minime, Sans doute, le procédé
de M. le professeur agrégé Fabre a permis d'apporter
plus de précision et de clarté dans cette question jusqu'ici si confuse et si controversée de l'écartement interpubien : il a fait justice de ces moyennes, variables
d'ailleurs, avec chaque auteur, ne constituant, en quelque sorte, qu'une abstraction ne correspondant en rien
à la réalité des choses.

Mais là où la méthode a jeté un jour tout nouveau,
c'est dans les difficultés opératoires de la symphyséotomie. Là où on faisait intervenir, pour expliquer ces
difficultés, un processus d'ossification ou d'ankylose, la
mensuration a relevé un écartement minime ou même
l'absence d'écartement.

Et longue est la série des observations relatant ces
difficultés opératoires, Que de chirurgiens, au cours
d'une symphyséotomie, ont dû renoncer à l'espoir de
trouver l'interligne et de sectionner la symphyse !

C'est en 1778, à Würtzbourg, Charles Gaspard de Siebold qui « pratiquant à son tour la section siguiltienne, sur une multipare rachitique, ne put diviser l'articulation avec le couteau et dut employer la scie » (Tarnier et Budin).

Pour Hatin, une contre-indication à la symphyséotomie est la présomption que les symphyses sont ossifiées (Gotchaux).

Au nombre des objections formulées par Naegele contre la symphyséotomie se trouve celle-ci : on ne peut prévoir d'avance ni établir le degré d'écartement des pubis, étant donné qu'on peut se trouver en présence d'une symphyse sacro-iliaque ossifiée ou d'une ossification de la symphyse pubienne. C'est en prévision de cette ossification possible qu'Aitken inventa une scie flexible à chaîne (Gotchaux).

Dans une communication à la Société de gynécologie et de pédiatrie de Paris, le 5 mai 1899, M. le professeur Gaulard s'exprime en ces termes : « La symphyse était ossifiée dans son tiers supérieur, j'eus beaucoup de peine à l'ouvrir à ce niveau. »

Le Dr Palmer cite également un cas de ce genre : « il me semble qu'une force considérable est souvent requise pour faire cette opération. Une fois, sur un sujet mort, il me fut impossible de faire passer le couteau à travers la symphyse, tant la symphyse était ossifiée».

Dans ses *Recherches sur l'opération césarienne*, Lauverjat fait cette remarque : Une symphyse ossifiée n'a pu être coupée qu'avec la scie.

Varnier rapporte un cas de Schwartz, où « la symphyse fut difficile à sentir, et le cartilage intermédiaire absolument ossifié résista aux tentatives faites pour inciser la symphyse à l'aide du bistouri boutonné. Il ne restait d'autre ressource que de la scier, ce à quoi je me décidai, et ce qui ne se fit pas sans peine ni sans perte de temps. »

Velpeau dit avoir rencontré deux fois une symphyse ossifiée et préfère, dans ce cas, l'opération césarienne.

Dans un cas de symphyséotomie, Olshaüsen rencontra une ossification de la symphyse. N'ayant pas de scie sous la main, il ne put que très péniblement la sectionner.

Dans un rapport au 11° Congrès international des sciences médicales, à Rome, le professeur Morisani résume ainsi son opinion sur les difficultés rencontrées dans la section de la symphyse . « J'admets que, dans certains cas, il est nécessaire de se servir de la scie à chaîne ou du ciseau, lorsque l'articulation est ossifiée. Pour ma part, je n'ai jamais rencontré une ossification complète de la symphyse pubienne, et je ne crois pas qu'on doive l'admettre dans tous les cas où l'on éprouve des difficultés à ouvrir l'article avec le bistouri.

« Très souvent la difficulté provient de l'obliquité plus ou moins considérable de la symphyse, comme je l'ai observé récemment dans un cas, ou d'un amincissement considérable de la portion cartilagineuse interpubienne, qui fait qu'un bistouri très mince peut opérer facilement la section, tandis qu'un plus gros trouve des obstacles qu'il ne peut surmonter. »

Zweifel est d'accord avec les auteurs qui ne croient

pas à l'ossification de la symphyse dans tous les cas où le couteau ne peut traverser le fibro-cartilage. La cause de cette difficulté, selon lui, doit être plus souvent rapportée à ce que la symphyse est oblique, ou à ce que les pubis font de chaque côté des saillies irrégulières. Parfois le fibro-cartilage n'est pas exactement sur la ligne médiane, et ce n'est qu'après quelques tâtonnements que le bistouri le découvre.

. Ribemont-Dessaigne n'admet pas davantage l'ossification. Il recommande toutefois d'avoir à sa disposition de quoi couper les os, pour servir dans certains cas exceptionnels où l'interligne étroit et sinueux fait perdre un temps précieux.

Pinard nie et l'ossification et l'ankylose : « On a dit que, dans certains cas, la symphyse était ankylosée, tout ce que je puis vous affirmer, c'est que j'ai sectionné la symphyse sur plus de 100 cadavres de femmes âgées, sans jamais avoir rencontré d'ankylose. »

Dans une note sur la symphyse pubienne, parue dans les *Annales de gynécologie* de septembre 1895, Queyrel affirme n'avoir pas une seule fois rencontré l'ossification des pubis au niveau de l'article : « Plusieurs fois, il est vrai, j'ai constaté que la symphyse n'était pas médiane, mais déviée à droite ou à gauche, plus souvent à gauche, de plusieurs millimètres et même de 1 centimètre. La seule particularité que j'ai remarquée est celle-ci : une fois, chez une femme de la série de 71 à 80, la symphyse était déviée à droite et ne pouvait recevoir le bistouri, il y avait en quelque sorte emboîtement des deux angles supérieurs de l'article, mais le scalpel, porté de bas en haut, est entré

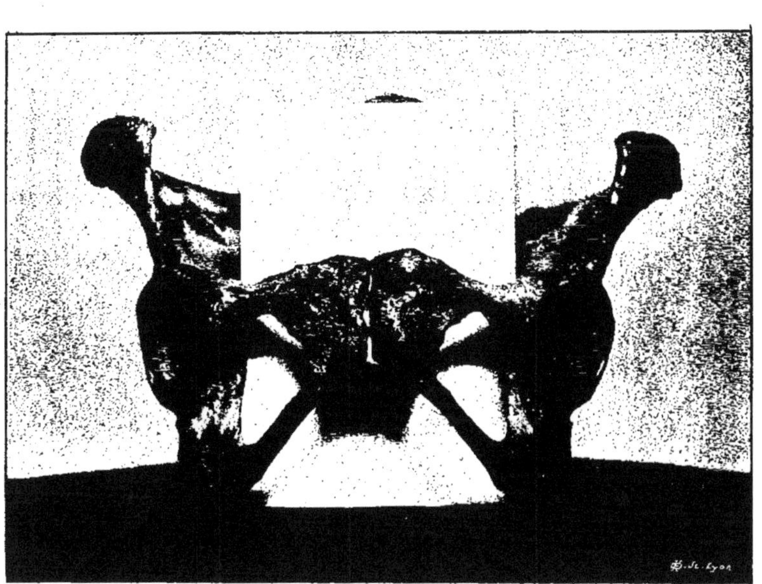

dans l'article et en est sorti facilement après l'avoir coupé en contournant cet emboîtement.»

Spinelli, Desgranges rapportent chacun un cas de déviation latérale de la symphyse.

Tarnier et Budin estiment « que l'ankylose osseuse de la symphyse est une anomalie des plus rares, si tant est même qu'elle existe chez les femmes en âge de devenir enceintes. D'autres fois, on trouve des sinuosités de l'interligne articulaire causant de grandes difficultés. »

Et, en effet, en dehors de tout processus pathologique, tel que l'arthrite franche, goutteuse ou rhumatismale, on peut affirmer que, pratiquement, l'ossification et l'ankylose de la symphyse pubienne n'existent pas.

Sans doute, la difficulté opératoire peut tenir à une déviation latérale de l'article, à un interligne oblique ou sinueux. Mais, dans la très grande majorité des cas, le couteau ne trouve pas l'interligne parce que cet interligne est très étroit ; parfois même, tout écartement a disparu et la feuille de papier la plus mince ne saurait être insinuée entre les deux os pubis.

Les mensurations ci-dessous, relevées sur toute une série de bassins vissés, suffisent à montrer dans quelles limites extrêmes cet écartement peut varier :

Ecartement des symphyses pubiennes.

		Millimètres
N° 5.	Bassin généralement rétréci. Vissé à gauche	6
N° o.	Bassin aplati et généralement rétréci.	5,5

Millimètres

Nº 000. Bassin normal	5,5
Nº 27². Bassin aplati. Vissé à droite . . .	4
Congelé Nº 2. Bassin de vieille femme	4
Nº 2. Bassin aplati. Vissé à droite . . .	3,5
Nº 7. Bassin aplati. Vissé à gauche. . .	3,5
Nº 22. Bassin aplati et asymétrique. Vissé à gauche	3,5
Nº 30. Bassin transversalement rétréci. Vissé à droite	3,5
Nº 9. Bassin aplati. Vissé à gauche. . .	3,5
Nº 00. Bassin aplati et généralement rétréci. Vissé à droite..	2,1
Nº 3. Bassin aplati. Vissé à droite . . .	1,5
Congelé Nº 1. Bassin normal	1,2
Nº 23². Bassin généralement rétréci. Vissé à gauche.	1,2
	0

L'addition de ces chiffres donne un écartement moyen de 3 millimètres, entre un écartement maximum de 6 millimètres et un écartement réduit à zéro.

Entre ces deux chiffres extrêmes, il existe toute une série d'écartements intermédiaires, et l'on peut juger ainsi combien sont artificielles et factices les moyennes indiquées par les auteurs, si scrupuleusement calculées qu'elles soient.

Cette notion anatomique une fois acquise, nous nous expliquons à merveille cette divergence de vues des chirurgiens, anciens et modernes, sur le manuel opératoire de la symphyséotomie, si simple pour les uns, hérissé selon les autres de difficultés et d'obstacles imprévus; nous comprenons tous ces cas d'impos-

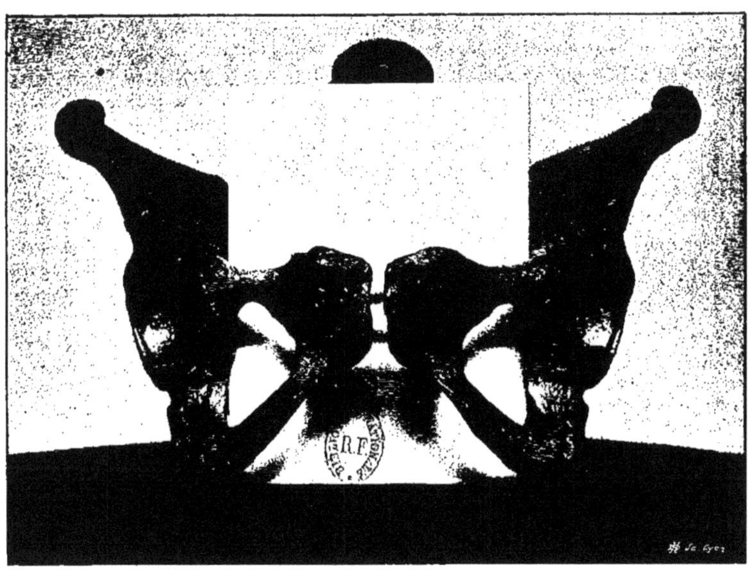

sibilité à trouver ou à sectionner le cartilage interpubien, si soigneusement notés par les opérateurs, si diversement, si étrangement interprétés par les auteurs. Est-ce ankylose? Est-ce un processus d'ossification? Ni l'un ni l'autre : les pubis sont en contact intime l'un avec l'autre ; il n'y a pas trace du plus léger écartement. Et ce n'est pas un des moindres mérites de la méthode d'avoir apporté une explication précise et scientifique là où il n'y avait jusqu'ici qu'hypothèses et doute.

Au cours de cette brève étude sur l'écartement des symphyses pubiennes, nous avons laissé de côté le bassin fendu de Litzmann. C'est là un phénomène d'ordre tératologique, qui ne saurait à aucun titre rentrer dans le cadre de ce travail.

CONCLUSIONS

I. Le montage des os du bassin, exécuté sans précautions particulières, ne conserve pas et ne peut pas conserver, par le fait même de la macération, les dimensions que le bassin avait sur le cadavre.

II. En vissant, au contraire, les os du bassin avant macération, on conserve ces dimensions aussi exactement que possible.

III. Par ce procédé, l'écartement des surfaces osseuses au niveau des symphyses sacro-iliaques, peut être évalué à 3 millimètres en moyenne.

Au niveau de la symphyse des pubis, l'écartement varie de o à 6 millimètres.

IV. L'angle du sacrum avec la colonne lombaire est de 127 degrés en moyenne.

V. L'inclinaison de la colonne lombaire par rapport au plan du détroit supérieur est évaluée à 120 degrés en moyenne.

VI. L'épaisseur moyenne des cartilages intervertébraux est de 14 millimètres entre la cinquième vertèbre lombaire et le sacrum ; de 11 millimètres seulement entre les quatrième et cinquième vertèbres lombaires.

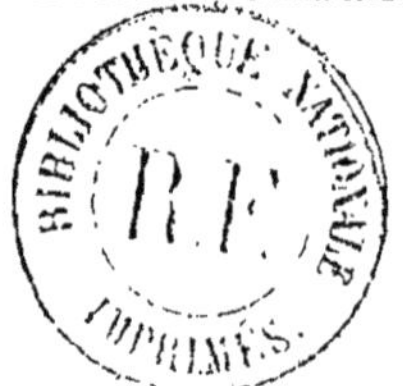

INDEX BIBLIOGRAPHIQUE

BALANDIN, Contributions cliniques à l'étude de l'obstétrique et
de la gynécologie. Saint-Pétersbourg, 1883.

VIRCHOW, Centralblatt für Gynäkologie und Geburtshülfe, juin
1901.

GOENNER, Zeitschrift für Gynäkologie, 1901.
— Cent mensurations de bassins de femmes dans la région
de Bâle.

CRUVEILHIER et SÉE. Traité d'anatomie descriptive.

SAPPEY, Traité d'anatomie descriptive.

BEAUNIS et BOUCHARD, Traité d'anatomie descriptive.

POIRIER, Traité d'anatomie descriptive.

TESTUD, Traité d'anatomie descriptive.

RIBEMONT-DESSAIGNE, Précis d'obstétrique.

FARABEUF, Gazette hebdomadaire, Paris, juin 1894.

TARNIER et BUDIN, Traité de l'art des accouchements, t. IV.

OLSHAUSEN, Revue des sciences médicales, t. XLII.

VARNIER, Le bilan de la symphyséotomie renaissante, mars 1893,

GOTCHAUX, De la symphyséotomie, th. de 1893.

ZWEIFEL, Annales de gynécologie et d'obstétrique, juin 1893.

MORISANI, Rapport au XIᵉ Congrès international des sciences
médicales à Rome, avril 1894.

LOP, Symphyséotomie. Gazette des hôpitaux, avril 1895.

QUEYREL, Note sur la symphyse pubienne. Annales de gynécologie, septembre 1895.

PALMER, American Journal of obstetric, juillet 1896.

PINARD, Clinique obstétricale, 1899.

GAULARD, Communication à la Société de gynécologie et de
pédiatrie de Paris, 5 mai 1899.

TABLE DES MATIÈRES

9 782019 997922